CONSIDÉRATIONS

SUR

LA FIÈVRE TYPHOÏDE

PAR

M. le Dr BONNET

Chevalier de la Légion-d'Honneur,

Ancien professeur de pathologie interne à l'École
de médecine de Bordeaux, etc.

PARIS

IMPRIMERIE GAUTHIER-VILLARS

55, QUAI DES GRANDS-AUGUSTINS

1873

CONSIDÉRATIONS

SUR

LA FIÈVRE TYPHOÏDE

CONSIDÉRATIONS

SUR

LA FIÈVRE TYPHOÏDE

PAR

M. le Dr BONNET

Chevalier de la Légion-d'Honneur,

Ancien professeur de pathologie interne à l'École de médecine de Bordeaux, etc.

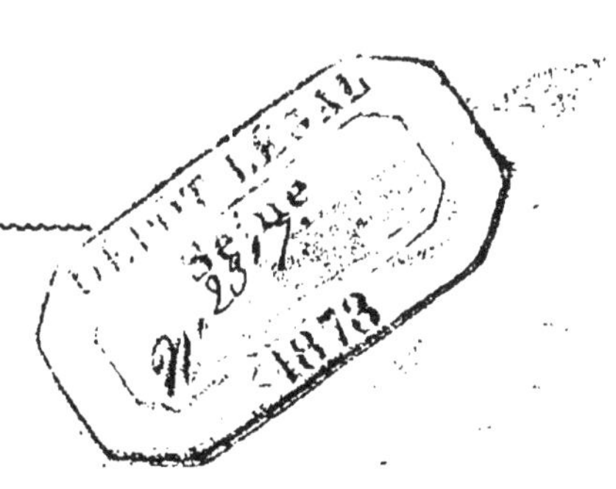

PARIS

IMPRIMERIE GAUTHIER-VILLARS

55, QUAI DES GRANDS-AUGUSTINS

1873

Publication de la *France médicale*. 1873.

CONSIDÉRATIONS

SUR

LA FIÈVRE TYPHOÏDE

Un fait qui m'a frappé depuis longtemps et que j'éprouve le besoin de signaler, c'est que le mot *fièvre typhoïde* n'a pas une signification rigoureusement déterminée. On le retrouve à chaque instant sans doute, soit dans le langage médical parlé, soit dans le langage médical écrit; mais lorsqu'on veut aller au fond des choses, juger par soi-même et non sur la foi d'autrui, on ne tarde pas à se convaincre que les auteurs ont tour à tour décrit sous cette dénomination des maladies différentes : les uns prétendent que la fièvre typhoïde n'est ni plus ni moins que le typhus; les autres y rattachent la plupart des fièvres *mali maris;* ceux-ci en font le type de l'entité fièvre; ceux-là pensent que toute pyrexie qui offre un ou plusieurs symptômes graves est de nature typhoïde. Il serait difficile, on le voit, de ne pas convenir que le mot *fièvre typhoïde* n'a pas un sens rigoureusement déterminé.

Il serait donc utile et convenable de chercher à savoir, au juste, ce qu'il faut entendre par cette expression; c'est dans ce but que je vais me livrer aux considérations suivantes.

Lorsque Petit et Serres publièrent, en 1813, leur opuscule sur la fièvre entéro-mésentérique, la plupart des médecins, même Pinel, firent de cette fièvre une inflammation des intestins. En 1818, Bretoneau ayant eu occasion de l'observer dans les environs de Tours, avança qu'elle dépendait d'une altération du sang, et lui donna le nom de *dothinentérie*. Plus tard, Louis crut devoir y rattacher la presque totalité des fièvres *mali maris*, et la décrivit sous le titre de *fièvre typhoïde*. En 1835, Chomel renchérit sur son ami Louis, car, tout en admettant avec lui que la fièvre entéro-mésentérique est due à une altération du sang, il ne craignit pas d'aller jusqu'à établir que cette fièvre était le type de l'entité-fièvre, et que les pyrexies, dites primitives ou essentielles, n'en étaient que des variétés.

Cette théorie nouvelle se répandit avec une rapidité prodigieuse dans le monde médical, et aujourd'hui qu'elle compte plus de trente ans de durée, elle est encore celle qui réunit le plus d'adhérents, du moins dans notre pays. Les médecins français professent généralement, en effet, que les fièvres essentielles sont de même nature et ont le même siége que la fièvre entéro-mésentérique; ils pensent aussi que le seul caractère distinctif de ces affections, celui sans lequel il serait impossible de ne pas les confondre avec d'autres états morbides, est une lésion anatomique qu'on trouve aux autopsies, et qui est située vers la partie inférieure de l'intestin grêle. Mais comme cette lésion est quelquefois peu prononcée et ne semble pas en rapport avec la gravité des désordres observés pendant la vie, ils en ont conclu qu'elle n'était pas la cause prochaine du mal; cette cause, selon eux, est une altération du sang.

Que faut-il penser maintenant de l'identité des fièvres et de leur origine humorale? Cette théorie est-elle basée sur le raisonnement et sur les faits? Y a-t-il dans les publications qui la concernent des documents qui puissent nous fournir une explication plausible de l'espèce de droit de domicile qu'elle a pris parmi nous? Pour mon compte, je crois qu'il n'en est rien.

Une première chose que je ferai observer pour le prouver, c'est que si l'on s'en rapporte à la description que Chomel a faite de la fièvre typhoïde, on est en quelque sorte forcé de reconnaître qu'elle ne diffère en aucune façon du typhus (1). Ce sont les mêmes symptômes, la même marche, les mêmes terminaisons. On a beau tourner, virer cette description, on arrive toujours à cette conclusion, que la fièvre typhoïde est

(1) Leçons de clinique médicale, faites à l'Hôtel-Dieu de Paris, par le professeur Chomel, page 1.

le typhus (1); on arrive toujours aussi à cette conviction, qu'il existe entre la fièvre entéro-mésentérique et les fièvres primitives ou essentielles, une ligne de démarcation tellement tranchée, qu'il n'est pas permis de les confondre.

Sur quoi, d'ailleurs, se base Chomel pour asseoir sa théorie? Sur ce que la fièvre typhoïde débute fréquemment par des symptômes qui appartiennent tantôt à la fièvre inflammatoire, tantôt à la fièvre bilieuse? La même chose a lieu pour le typhus, la fièvre jaune, la peste, et cependant il n'est venu jusqu'ici à l'idée de personne de les rapprocher des fièvres primitives ou essentielles. Sur ce que les symptômes qu'il attribue à la fièvre typhoïde ont beaucoup d'analogie avec ceux de la fièvre muqueuse que Rœderer et Wagler observèrent à Gottingue, de la fièvre adynamique de Pinel, parfois même de la fièvre lente, nerveuse d'Huxam. Mais tout en admettant cette ressemblance, on ne peut logiquement en déduire l'identité de nature des fièvres essentielles et de la dothinentérie. Il ne faut pas perdre de vue ensuite que, de l'aveu même de Louis et de Chomel, les symptômes typhoïdes peuvent se développer pendant le cours d'une pneumonie, d'un érysipèle, etc. (2), et s'il en est ainsi, on arrive naturel-

(1) Chomel, ouvrage cité, art. 1, 2, 3 et 8.

(2) Personne ne conteste que la pneumonie soit susceptible de prendre la forme typhoïde. Quant à l'érysipèle, les obser-

lement à cette conséquence, qu'ils peuvent être occasionnés par des maladies autres que la fièvre typhoïde.

On ne saurait donc s'empêcher de m'accorder que les phénomènes morbides qu'on observe pendant la vie n'autorisent pas à établir que les fièvres dites essentielles ne sont que des variétés de la fièvre typhoïde; bien plus, ils ne donnent pas le droit d'affirmer que les sujets qui les présentent sont atteints de cette fièvre, car les médecins qui ont le mieux écrit sur elle (Louis et Chomel), après avoir fait d'inutiles efforts pour en préciser le diagnostic, finissent par avouer implicitement que la preuve la plus certaine de son existence est une altération de texture qu'on ne découvre qu'à l'ouverture du cadavre. Il serait très-affligeant, certes, qu'après tant de recherches et de travaux, nous en fussions réduits, dans les cas de ce genre, à attendre la mort du malade, pour savoir au juste ce qu'il a eu; mais les hommes qui invoquent ici les résultats des autopsies errent heureusement sur ce point comme sur le précédent; quelques mots suffiront pour le prouver.

On divise les lésions anatomiques de la fièvre ty-

vations 50 et 51 de l'ouvrage de Louis (*Recherches sur la gastro-entérite*, t. II, chap. v) prouvent, sans réplique, que cette phlegmasie peut s'accompagner de tous les symptômes qui caractérisent la dothinentérie.

phoïde en constantes et en accidentelles : les premières consistent dans le gonflement des follicules, produit par la formation, au-dessous de la muqueuse, d'une matière d'un blanc jaunâtre, un peu friable, qui donne aux follicules agminés l'aspect d'une plaque, et aux follicules isolés la forme d'un gros bouton plus ou moins blanc, et que plusieurs pathologistes ont indiqué sous le nom de pustules, mais qu'il vaut mieux désigner sous le nom de plaques ; seulement, on les distingue de leurs congénères par le titre de petites ; les unes et les autres occupent principalement la fin de l'iléum. On en observe pourtant dans le reste de cet intestin, ainsi que dans le jéjunum. On en rencontre quelquefois aussi dans les gros intestins, mais ce ne sont que les petites qui s'y développent. Ces sortes de lésions coexistent presque toujours avec une autre qui est le gonflement des ganglions lymphatiques correspondants.

Les lésions accidentelles sont des altérations de texture que présentent le cerveau, les poumons et le tube digestif ; comme on ne les trouve pas constamment à la suite de la fièvre typhoïde, et qu'elles sont communes à beaucoup d'autres affections, elles sont loin, d'après Louis et Chomel, de jouer un rôle aussi important que les premières.

Celles-ci étaient, dans le principe, la cause immédiate des symptômes typhoïdes; aujourd'hui, à ce qu'il paraît elles sont déchues de cette prérogative, mais les partisans de la doctrine actuelle des fièvres n'en continuent pas moins à les regarder comme si intimement liées à l'état morbide qui nous occupe, qu'on n'est bien assuré, suivant eux, de la réalité de ce dernier, que lorsqu'on trouve après la mort les follicules affectés. Les plaques sont, par conséquent, à leurs yeux la lésion anatomique de la fièvre entéro-mésentérique (1). Cette proposition est la base fondamentale de la nouvelle théorie ; c'est elle qui, en définitive, prouve tout, justifie tout ; cependant elle est loin d'être inattaquable : je ne crains pas même d'avancer qu'il ne faut, pour en faire sentir le peu de solidité, que rappeler qu'on rencontre assez souvent des individus qui, après avoir offert pendant la vie les phénomènes qu'on attribue aux fièvres de mauvais caractères, ne présentent ensuite aucune trace de lésion dans les intestins (2). Une chose encore qui milite beaucoup contre elle, c'est que les plaques peuvent exister et les symptômes typhoïdes manquer totalement (3). En supposant donc qu'il ne fût pas absurde et ridicule d'attendre l'autopsie pour porter un diagnostic positif, on serait toujours obligé de con-

(1) Chomel, ouvrage cité, pages 222 et 524.

(2) Louis, *Recherches sur la gastro-entérite*, t. II, chap. v ; les observations 50, 51 et 52 de cet ouvrage, sont des cas de ce genre. M. Andral en cite aussi quelques-uns.

(3) Les observations 41, 42, 43, 44 et 45 de l'ouvrage de Louis, chap. III, p. 332, t. II, et les observations 30 et 40 du livre de Chomel, prouvent sans réplique cette assertion.

venir que rien n'autorise à avancer que les plaques sont le signe pathognomonique de la fièvre typhoïde.

Les humoristes de nos jours sont généralement d'accord sur la nature des plaques : ils pensent, avec Chomel, qu'elles proviennent d'une phlegmasie qui elle même est le résultat d'une altération du sang (1). Mais si les plaques ne sont que des follicules enflammés, pourquoi ne seraient-elles pas le résultat d'une entérite plutôt que d'une maladie générale, *sui generis?* Cette réflexion est d'autant plus naturelle, qu'il est incontestable que l'inflammation de la membrane muqueuse digestive peut occasionner celle des follicules.

On répond à cela que les plaques qui se forment dans l'entérite sont plus petites que celles qui accompagnent la fièvre typhoïde, comme si une différence de degré pouvait constituer une différence de nature. Dans les premières, dit-on encore, la muqueuse participe toujours à l'inflammation, tandis qu'elle reste saine dans les secondes. Mais les plaques de cette dernière espèce sont souvent dans le principe rouges, bleuâtres ; l'intervalle qui les sépare, plus ou moins injecté; et lorsque le contraire a lieu, cela tient à ce qu'elles sont ulcérées, détruites en partie, et qu'elles ne permettent plus de juger de l'état de la muqueuse qui les recouvrait. J'ai examiné avec soin un trèsgrand nombre d'observations de fièvre entéro-mésentérique avec autopsie, qui

(1) Chomel, ouvrage cité, article 8.

ont été publiées dans les journaux ou dans les ouvrages *ex professo*, et je me suis assuré que dans la plupart il y avait, indépendamment des plaques, des traces non équivoques de phlogose, soit dans l'estomac, soit dans la portion supérieure de l'intestin grêle, soit dans le gros intestin. Or, je le demande, si la muqueuse est réellement enflammée dans l'un de ces divers points, pourquoi cette inflammation ne serait-elle pas de même nature que celle qui a présidé au développement des plaques? Remarquez, d'ailleurs, que la différence qu'on prétend exister entre les signes de l'entérite et ceux de la fièvre typhoïde est totalement illusoire, et que l'on ne peut s'en servir pour nier que les plaques sont toujours le résultat d'une inflammation de la membrane muqueuse digestive. Louis, en effet, tout en soutenant que ces signes diffèrent essentiellement entre eux, ne laisse pas de reconnaître qu'il n'en est pas un de ceux qu'on attribue à la dothinentérie qui ne puisse se manifester dans l'entérite; seulement, suivant lui, ils manquent souvent alors ou sont moins prononcés. Ainsi donc les épistaxis, les taches rosées, enticulaires, le météorisme, la stupeur, le délire, les mouvements spasmodiques appartiennent à l'entérite comme à la fièvre typhoïde, et sont une preuve de plus que les follicules ne se tuméfient, dans la dernière de ces maladies, que par suite de l'inflammation de la membrane qui les recouvre.

Maintenant, si l'on se rappelle que les plaques ne s'accompagnent pas toujours des symptômes typhoïdes, et que ces symptômes sont susceptibles de se manifester sans leur concours, on sera naturellement conduit à établir qu'il n'y a pas entre les unes et les autres de rapport constant de temps et de développement. Mais de ce que les signes qui nous occupent ne dépendent pas de l'inflammation des glandes de Brunner et de Peyer, on ne saurait induire que leur cause prochaine est une altération du sang ; car il est fort rare que ce fluide soit vicié au début ou pendant la première période de la fièvre entéro-mésentrique.

Les médecins de nos jours, qui prétendent que tout n'est pas explicable par le solidisme, nous ont certainement ouvert une voie large d'améliorations et de progrès ; mais s'il est vrai, et cela me paraît incontestable, qu'on ne doit mettre au nombre des affections humorales que celles qui trouvent leur source dans une lésion primitive des liquides, on ne saurait s'empêcher de m'accorder que les faits qui se rattachent à la fièvre typhoïde ne permettent pas de la ranger parmi les maladies de cette espèce. Les uns prouvent bien que le sang sert quelquefois de véhicule à une cause morbifique matérielle, mais cette cause ne produit un état pathologique qu'en agissant sur les solides, et ce qui me confirme dans cette opinion, c'est que les phénomènes fébriles qui se manifestent en pareille occurrence peuvent toujours être rattachés à un organe ou à un système d'organes ; les autres nous montrent également une lésion du sang consécutive à une maladie des solides, car ils font voir, soit qu'un phlébite peut être le point de départ d'une fièvre adynamique soit que, dans les affections typhoïdes, les vaisseaux deviennent le siége d'un travail d'irritation, qui amène à sa suite un changement dans la composition du sang. Il y a plus, les altérations de texture que, d'après Louis et M. Bouillaud, présente l'appareil sanguin dans les fièvres *mali maris,* ne sont ni très-importantes ni très-communes. Nonseulement on ne les observe que dans un très-petit nombre de ces affections, mais s'il faut en croire M. Andral, celles qu'on rencontre le plus souvent (le ramollissement du cœur et la rougeur des vaisseaux) ne sont que des résultats purement cadavériques. Ce médecin a démontré aussi qu'il est fort rare de trouver le sang et les humeurs viciés dans les mêmes maladies. Sur cent dix-sept saignées pratiquées pour des cas de ce genre, il n'y en eut que trois où le sang parut évidemment altéré. Dans toutes les autres, ce fluide était sain, ou si peu éloigné de l'état normal, que ces altérations ne portaient que sur la rareté de la couenne ou la petitesse du caillot (1). Sur trente individus qui furent saignés par ordre de Chomel, il n'y en eut que quatre qui fournirent un sang vicié, et encore les altérations qu'il présentait se rencontrent souvent dans des maladies différentes des fièvres continues (2). Personne n'ignore non plus que

(1) Andral, résumé de quelques recherches sur l'état du système sanguin dans les fièvres typhoïdes.

(2) Chomel, ouvrage cité, page 50.

les belles expériences auxquelles se livra, dans le temps, le professeur Forget, à Strasbourg, n'aboutirent, en définitive, qu'à arracher à l'un des apôtres de l'humorisme les plus fervents de l'époque cet aveu: que l'altération primitive ou secondaire du sang dans la fièvre typhoïde, en tant que fait général appréciable, reste encore à démontrer, si elle n'est démontrée fausse. Que peuvent, contre de pareils faits, des observations précaires et peu nombreuses, des rapprochements forcés (1), et même l'identité probable de la fièvre typhoïde et du typhus ?

Les personnes qui invoquent cette identité supposent démontrée la contagion du typhus, pour en déduire celle de la fièvre typhoïde et par suite son origine humorale. Mais le typhus ne se communique ni par contagion ni par infection, lorsqu'il se développe spontanément et qu'à cette circonstance ne se joint pas celle de l'encombrement. La plupart des médecins qui furent attachés à l'armée sous le premier Empire pensaient comme moi sur ces deux points; il n'en est pas un surtout qui ne fût convaincu que le typhus ne se transmet pas même par le moyen de l'atmosphère,

(1) Chomel, dans son désir de trouver un caractère spécifique à la fièvre typhoïde, va jusqu'à la rapprocher de l'urticaire, du pemphigus, du zona, de la varicèle, des aphthes, des furoncles, du rhumatisme, des bubons pestilentiels, de la syphilis, des abcès métastatiques qui succèdent aux blessures (ouvrage cité, page 532).

lorsque les patients restent en plein air ou sont logés dans des maisons saines et bien tenues. Quant à ces épidémies, vraiment effrayantes, qui firent tant de ravages en 1813 et en 1814, soit en Allemagne, soit en France, je les ai vues, je les ai observées : elles ne militent pas non plus en faveur de la contagion ; lorsqu'un blessé, bien portant du reste, entrait dans un hôpital où régnait le typhus, il n'y contractait pas cette affection parce qu'il touchait les vêtements ou le corps de ses camarades, mais bien parce qu'il respirait un air impur. Une preuve de cela, c'est que les chirurgiens militaires, qui, après avoir fait leur service, se hâtaient de quitter le foyer de l'épidémie, pour aller au dehors respirer un air meilleur et plus salubre, pansaient tous les jours les plaies de nos malheureux soldats sans qu'il en résultât presque jamais rien de fâcheux pour leur santé. Une preuve plus claire encore de cette assertion, c'est que ces mêmes malades qui passaient pour être des foyers directs de contagion dans l'hôpital, sortis de là et placés isolément dans des lieux plus sains, devenaient d'une innocuité parfaite pour les assistants.

Au surplus, comme l'infection, pour être différente de la contagion proprement dite, n'en est pas moins un mode de propagation de certaines maladies, j'ajouterai qu'il n'est pas du tout démontré que les miasmes, les principes délétères qui occasionnent les affections contagieuses ou réputées telles, ne puissent pas se mêler au sang sans l'altérer. Nous voyons chaque jour des médicaments déposés sur un vésicatoire, produire, les uns des vomissements, les autres une purgation, d'autres le sommeil, et cela sans amener le plus petit changement dans nos fluides. Il en est, selon moi, des causes inconnues des affections contagieuses comme des substances qu'on administre par la méthode endermique : les unes et les autres circulent avec nos liquides sans les altérer, et ne révèlent leur présence dans l'économie que par des modifications de tissus.

C'est, à n'en pas douter, dans les solides qu'il faut chercher le siége, la cause prochaine des maladies typhoïdes : les symptômes qui les caractérisent, les lésions cadavériques qu'elles laissent à leur suite, le peu d'importance des altérations que le sang présente, tout annonce que ce dernier n'est affecté que secondairement dans ces sortes de cas.

Il résulte, si je ne me trompe, des considérations auxquelles je viens de me livrer : 1° que les symptômes de la fièvre typhoïde n'autorisent pas à avancer que les pyrexies essentielles de Pinel n'en sont que des variétés ; 2° que les plaques ne sont pas le caractère anatomique de cette fièvre, et qu'elle ne dépend pas d'une altération du sang. Ce qui revient à dire que les principales propositions sur lesquelles repose la théorie actuelle des fièvres continues sont fausses et, par conséquent, inadmissibles. Il en est d'autres, d'une importance secondaire, qui n'ont pas plus de valeur : ainsi, par exemple, c'est sans fondement aucun qu'on établit que la fièvre entéro-mésentérique n'attaque qu'une fois le même individu; on en disait autant du typhus, de la fièvre jaune, de la peste, et ce prétendu caractère des maladies contagieuses est généralement reconnu aujourd'hui pour une supposition démentie par les faits les plus authentiques. On prétend aussi que la fièvre typhoïde n'affecte ni les vieillards ni les sujets au-dessous de quinze ans, et l'on allègue, à cet effet, qu'on ne trouve pas de plaques à ces deux époques de la vie; mais il est positif que les follicules peuvent s'enflammer chez les enfants comme chez les adultes; les vieillards ne sont pas non plus exempts de ces sortes d'altérations. Dès le moment, d'ailleurs, qu'elles ne constituent pas le caractère distinctif de la fièvre typhoïde, les inductions qu'on a tirées de leur présence ou de leur absence perdent toute leur force et méritent à peine qu'on s'y arrête.

Mais c'est assez insister sur une doctrine qui ne résiste pas à un sérieux examen; et, puisque les idées des humoristes sur la fièvre typhoïde sont fausses de tous points, je vais essayer moi-même d'en préciser le siége et la nature.

Et d'abord je ferai observer, dans ce but, que, dès le moment que cette fièvre ne dépend pas d'une altération du sang, et qu'il faut en chercher la cause prochaine dans les solides, il est on ne peut plus probable qu'elle a très-souvent son siége dans le tube alimentaire.

Ce qui me porte à le penser, c'est que, bien que les plaques ne soient pas nécessaires à sa production, il st constant qu'on les rencontre souvent chez les individus qui en meurent; et, comme ces plaques proviennent, ainsi que je l'ai démontré plus haut, de l'inflammation de la membrane muqueuse digestive, on ne saurait s'empêcher de m'accorder que cette dernière doit être, dans beaucoup de circonstances, la cause immédiate des symptômes typhoïdes. Mais la gastro-entérite partage ce triste privilége avec d'autres phlegmasies : l'inflammation du cerveau, par exemple, se trouve dans ce cas ; les observations de fièvres typhoïdes ataxiques que Chomel a consignées dans nos ouvrage, page 370, ne sont autre chose que des méningo-encéphalites. La pneumonie passe très-fréquemment à l'état adynamique, et, dans ce cas encore, ce sont des symptômes typhoïdes qui se développent. La péritonite, qui survient à la suite des couches, prend presque toujours une marche analogue (1); l'érysipèle de la face, l'érysipèle flegmoneux des membres donnent lieu quelquefois à un groupe de phénomènes qui ne diffère en rien de celui dont il s'agit ici (2). Plusieurs auteurs modernes considèrent la phlébite comme la cause exclusive des symptômes typhoïdes ; c'est une

(1) La péritonite, de l'aveu même de Chomel (ouvrage cité, page 404), s'accompagne très-souvent des symptômes typhoïdes.

(2) J'ai déjà dit que Louis en cite plusieurs exemples.

erreur, à mon avis; mais il est certain que, lorsque cet état morbide s'élève à un assez haut degré d'intensité, il ne manque jamais de les produire.

Il y a, comme on voit, une foule de phlegmasies autres que celles des voies digestives qui jouissent de la faculté de déterminer les symptômes typhoïdes; dès lors, on n'est pas en droit d'avancer que la gastro-entérite les occasionne toujours. Quelques personnes objecteront peut-être que les inflammations qui n'ont pas leur siége dans le tube alimentaire ne prennent la forme typhoïde que parce que ce tube lui-même est devenu malade pendant leur cours; mais cette complication est beaucoup moins commune qu'on ne pense : on l'observe rarement, surtout dans la phlébite. Ainsi donc la gastro-entérite n'est pas la cause exclusive des symptômes typhoïdes : la vérité est qu'ils peuvent être la suite de toute inflammation forte et étendue.

Mais ici s'élève une source nouvelle de controverse. Lorsque les symptômes typhoïdes se manifestent, dépendent-ils de ce que la phlegmasie qui les produit s'est terminée par suppuration ou par gangrène, ou bien de ce qu'elle persiste et devient de plus en plus intense? Les médecins sont divisés sur ce point. Ceux qui attribuent à la résorption purulente l'apparition des symptômes typhoïdes prétendent qu'une quantité de pus plus ou moins considérable se mêle au sang et va porter des germes de destruction et de mort aux principaux viscères. Mais, quel que soit le talent avec lequel cette opinion ait été présentée, il suffit, pour l'ébranler, de faire observer que l'absorption pathologique, de même que l'absorption physiologique, ne s'exerce pas sur les corps en masse, mais successivement sur leurs divers éléments, et qu'il n'est pas vraisemblable que ces éléments, soumis à l'action des vaisseaux absorbants, ne subissent pas un degré d'élaboration qui en change les propriétés. Cruveilhier, d'ailleurs, a très-bien prouvé qu'on a pris, dans les cas de ce genre, la cause pour l'effet ; et ce qu'il dit au sujet de la résorption purulente me paraît si net et si péremptoire, qu'il est difficile de ne pas la regarder comme inadmissible dans l'état actuel de la science. Une chose, d'ailleurs, qui parle plus haut que les raisonnements et les conjectures, c'est que les symptômes typhoïdes ont été fréquemment observés chez des individus qui n'avaient ni plaques ulcérées ni foyer de suppuration dans un lieu quelconque de l'économie. On ne peut donc attribuer l'apparition des symptômes typhoïdes à la résorption purulente. Tout concourt, au contraire, à démontrer que ces symptômes sont dus à la durée et aux progrès de la phlegmasie qui préside à leur développement. Que cette phlegmasie, en effet, soit externe ou interne, il est constant qu'elle s'accompagne, dès le principe, d'une diminution de l'action musculaire ; c'est ce qui arrive dans toutes les inflammations, lorsqu'elles sont intenses, soit parce que les forces et les liquides se concentrent dans la partie qui en est le siége, soit à cause de la douleur qu'elles occasionnent. Plus tard, le cerveau, qui est toujours, en pareille occurrence, plus ou moins influencé par les organes souffrants, devient, à son tour, un point vers lequel les liquides se dirigent, et alors ou son état se borne à un simple engorgement sanguin, ou il constitue une véritable irritation morbide. Dans le premier cas, la faiblesse du système locomoteur augmente; la stupeur, le fuligo se déclarent; dans le second, il y a bien aussi une asthénie musculaire plus prononcée, mais ce sont principalement des phénomènes nerveux qui se manifestent. J'ajouterai que, dans l'un et l'autre de ces états, le cerveau sollicitant avec moins d'énergie l'accomplissement des actes fonctionnels, le cœur ne chasse plus avec autant de vigueur que de coutume le sang dans les artères, et le laisse stagner dans l'appareil veineux, ce qui amène une hématose imparfaite, une diminution plus grande de l'innervation, et, par suite, un accroissement nouveau de la prostration, de la stupeur, de la somnolence, etc.

Telle est, selon moi, l'explication la plus rationnelle qu'on puisse donner du mode de production des symptômes typhoïdes : devant elle s'évanouit cette objection sur laquelle on a tant insisté, que les traces d'inflammation qu'on trouve après la mort, n'étant pas toujours proportionnées à la gravité du mal, on ne peut s'en étayer pour préciser la cause prochaine de celui-ci. Les médecins qui l'ont mise en avant, préoccupés de l'importance des plaques dans la fièvre typhoïde, n'ont tenu compte que de ces plaques, tandis que, dans la majorité des cas de ce genre, il existait une phlegmasie, soit dans l'estomac, soit dans d'autres parties de l'organisme, qui aurait pu fournir une raison plausible des phénomènes observés pendant la vie. Devant elle encore tombe cette proposition, que les symptômes typhoïdes se manifestent quelquefois si vite, qu'on ne peut les attribuer à une inflammation. L'expérience et l'observation prouvent que le développement prompt et en quelque sorte instantané de ces symptômes n'a lieu que tout autant qu'il existe un foyer d'infection très énergique, ou que la maladie sévit sur des individus affaiblis par des causes débilitantes, telles que la nostalgie, les fatigues, les longues routes, le bivouac, la mauvaise nourriture, le séjour dans des appartements humides et froids, la misère, etc. Dans le premier cas, les choses marchent avec une rapidité inaccoutumée, parce que la virulence extrême des miasmes donne sur-le-champ à l'affection qui constitue la fièvre un caractère de violence qu'elle n'a pas ordinairement en commençant; elle porte aussi une atteinte profonde à l'innervation, et cette circonstance ne contribue pas peu à activer l'apparition des symptômes typhoïdes et à les rendre plus prononcés. Dans le second cas, la promptitude et la gravité des accidents sont le résultat immédiat de l'état de débilité, d'abattement physique et moral qu'amènent presque toujours à leur suite les causes diverses que j'ai énumérées plus haut; personne n'ignore, en effet, que chez les sujets ainsi prédisposés, les affections les plus légères prennent un caractère grave, et il n'est pas besoin pour cela de supposer une altération primitive du sang.

Il demeure donc démontré que la cause prochaine des symptômes typhoïdes est constamment une phlegmasie, et que la gastro-entérite est, de tous les états pathologiques de cette espèce, celui qui les produit le plus souvent. J'ajouterai que, puisqu'ils peuvent survenir à la suite d'une foule de lésions qui n'ont pas leur siége dans le tube digestif, le titre de *fièvre typhoïde* ne devrait pas être exclusivement réservé aux cas où les glandes de Brunner et de Payer sont enflammées. Ce titre, on ne saurait trop le répéter, n'exprime pas une maladie attaquant toujours les mêmes organes, ayant toujours les mêmes caractères anatomiques, et si l'on persiste à le donner aux lésions gastro-intestinales qui s'accompagnent des symptômes typhoïdes, il est clair qu'on ne peut se dispenser de l'accorder à la pneumonie, à la phlébite, à la péritonite, etc., lorsqu'elles présentent des phénomènes morbides analogues.

On voit, par là, jusqu'où nous conduirait un pareil système; il y a, quoi qu'on en dise, nécessité absolue de le repousser.

Que si l'on me demande maintenant ce qu'il faut entendre par l'expression *fièvretyphoïde*, je répliquerai qu'en bonne logique, le titre de fièvre typhoïde ne devrait pas être donné aux affections fébriles aiguës et graves dont je viens de parler ; un titre que des maladies si diverses peuvent revendiquer ne saurait être appliqué utilement à aucune d'elles. Je n'en excepte pas même l'état morbide que Chomel a décrit sous le nom de *fièvre typhoïde*. Il suffit de jeter un coup d'œil sur le tableau si fidèle qu'il en a tracé, pour se convaincre que cet état reconnaît les mêmes causes, qu'il a les mêmes symptômes, la même marche, les mêmes terminaisons que le typhus ; c'est un typhus plus léger, plus bénin, si l'on veut, que celui des armées, à cause du milieu où il se développe, du nombre restreint des individus exposés à ses atteintes, et de la possibilité qu'il y a presque toujours d'éviter ou de diminuer les dangers de l'encombrement ; mais en définitive, c'est le typhus et pas autre chose que le typhus ; pourquoi dès lors lui donner le nom de fièvre typhoïde.

Je me crois, en conséquence, autorisé à établir que le mot *fièvre typhoïde*, dont on a tant abusé et dont on abuse tant encore, devrait désormais disparaître de nos dictionnaires de médecine, ou tout au moins n'y figurer que comme synonyme de *typhus*.

www.ingramcontent.com/pod-product-compliance
Ingram Content Group UK Ltd.
Pitfield, Milton Keynes, MK11 3LW, UK
UKHW012129240726
13965UKWH00005B/2065

9 782013 080194